AF298278

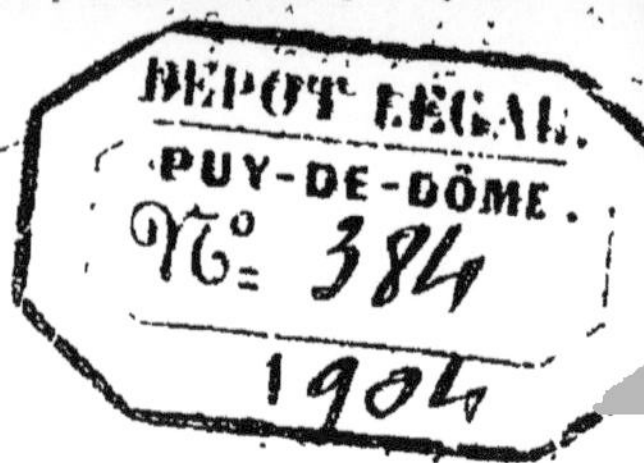

L'ASTHME

AU MONT-DORE

Traitement du Neuro-Arthritisme Asthmatique

AU MONT-DORE

(Cure constitutionnelle ou diathésique, Cure asthmogénétique)

Par le Docteur J. ANDRÉ

Ancien Interne des Hôpitaux
Officier d'Académie
Chevalier du Mérite agricole
Médecin consultant au Mont-Dore.

—+×+—

CLERMONT-FERRAND
TYPOGRAPHIE ET LITHOGRAPHIE G. MONT-LOUIS

1904

L'ASTHME

AU MONT-DORE

Traitement du Neuro-Arthritisme Asthmatique

AU MONT-DORE

(Cure constitutionnelle ou diathésique, Cure asthmogénétique)

Par le Docteur J. ANDRÉ

Ancien Interne des Hôpitaux
Officier d'Académie
Chevalier du Mérite agricole,
Médecin consultant au Mont-Dore.

CLERMONT-FERRAND

TYPOGRAPHIE ET LITHOGRAPHIE G. MONT-LOUIS

1904

L'ASTHME

AU MONT-DORE

Traitement du Neuro-Arthritisme Asthmatique

AU MONT-DORE

(Cure Constitutionnelle ou Diathésique
Cure Asthmogénétique).

Chaque année s'accentue l'exode estival vers les stations thermales et de plus en plus s'accroît la foule des baigneurs qui viennent demander à leurs sources plus ou moins célèbres, à leurs sites plus ou moins vantés, des guérisons ou des améliorations dont le nombre et la valeur sont la meilleure réclame.

Faut-il voir dans cette confiance en la cure

des maladies chroniques par les moyens naturels, ordinairement mis en œuvre dans les villes
d'eaux, hydrothérapie, balnéation, air, lumière,
sources thermales ; faut-il y voir une sorte de
snobisme qui, momentanément causerait la
vogue et le succès grandissant des stations, mais
aurait de la mode les aspects capricieux, mobi-
les et passagers. On ne saurait le penser.

Cette habitude que la mode a consacrée, mais
qu'elle n'a pas provoquée, cette habitude est
l'expression de la tendance de la médecine
contemporaine à rechercher dans les moyens
naturels et, pour l'objet qui nous intéresse,
dans l'hydrominéralogie, la médication la plus
appropriée à opérer, tant au physique qu'au
moral, les réactions nécessaires et utiles au
traitement des affections chroniques, rappelant
et faisant ainsi revivre ce vieil adage de la médecine grecque, gravé au fronton de maints
antiques établissements thermaux : « L'eau est
le meilleur des éléments, le meilleur des remèdes ».

En même temps que le meilleur des remèdes,
l'eau est le plus varié, car les sources miné-

rales, par leur constitution quelquefois analogue mais jamais identique, offrent une gamme dont chaque tonalité correspond à une tonalité déterminée de la gamme des affections chroniques.

Bien préciser l'indication des eaux, bien établir leur adaptation clinique par la clinique elle-même, plus encore que par l'analyse chimique, nous semble du plus grand intérêt pour les stations, et de la plus haute utilité pour les malades.

Le vague et la multiplicité des indications sont en effet le plus souvent une source d'embarras pour médecins et malades, aussi bien qu'un illogisme : une même eau ne paraissant pas pouvoir répondre au traitement d'affections souvent disparates et opposées de nature.

A cet égard, le Mont-Dore jouit d'une situation privilégiée, car depuis longtemps il a vu se dégager de sa polyclinique, se délimiter et se circonscrire l'indication respiratoire de ses eaux dans les états neuro-arthritiques, indication aujourd'hui classique et englobant l'ensemble des maladies de l'arbre aérien.

De toutes ces indications respiratoires mont-doriennes, la plus importante est l'asthme dont la cure au Mont-Dore est très ancienne, et c'est celle que, pour l'instant, je veux retenir.

On a beaucoup discuté pour assigner à l'asthme une place rationnelle dans le cadre nosologique et malgré beaucoup de travaux sur le sujet, la question demeure encore imprécise.

L'asthme n'est pas évidemment une maladie pulmonaire ou bronchique, mais bien plutôt une *névrose à manifestation symptomatique pulmonaire, bronchique* ou *nasale.* Que si dans nombre de cas, le poumon, les bronches ou les voies nasales se trouvent altérées, ou bien cette lésion ne joue d'autre rôle que celui de lésion provocatrice de l'asthme, ou bien elle est la suite occasionnelle, mais non point nécessaire d'une ou plusieurs crises asthmatiques dont l'emphysème aigu ou la parésie vaso-motrice aiguë, ont revêtu des caractères de chronicité; mais on ne saurait voir dans de telles lésions, l'essence même de cette affection extraordinairement bizarre et protéiforme qui a nom l'asthme.

L'asthme n'est en effet qu'une *névrose*, au même titre que l'hystérie, l'épilepsie et les vésanies avec lesquelles il partage la même hérédité constitutionnelle et avec lesquelles aussi il peut alterner. Que l'on considère son étiologie, sa pathogénie ou ses manifestations cliniques, on est à la fois frappé de la multiplicité des causes asthmogènes, de la multiplicité des zones asthmogènes, de la multiplicité enfin des formes asthmatiques. Or, si les bizarreries pathogéniques et surtout étiologiques peuvent aider à trouver la clef de l'énigme asthmatique au point de vue de la nosologie, la variabilité symptomatique révèle et dénonce la *névropathie*, dont l'aspect et les caractères protéiformes ne sont plus à signaler.

Il est d'autre part manifeste que cette *névrose est toujours de nature réflexe* supposant : 1º comme point de départ une lésion provocatrice qui détermine la zone *asthmogène* (zone asthmogène dont l'excitation est sous la dépendance de causes aussi singulières que nombreuses et variées); 2º comme *centre réflexe*, un point de l'axe cérébro-spinal ayant subi, sous l'influence *diathésique une altération lésionnale ou dynamique*. (Le bulbe probablement G. Sée); 3° comme voies centrifuges, les nerfs qui président à la fonction respiratoire et aussi les nerfs vaso-moteurs des voies respiratoires (parésie vaso-motrice presque toujours concomitante de l'accès d'asthme, hypersécrétion nasale dans l'asthme des foins). Des conclusions thérapeutiques intéressantes peuvent être déduites de l'étude des deux éléments principaux (*zone asthmogène* et *centre réflexe diathésiquement altéré*) qui interviennent simultanément, mais à des titres divers, dans la pathogénie de l'asthme.

Très circonscrite dans beaucoup de cas (polypes du nez), la *zone asthmogène* peut aussi intéresser partie ou totalité de la surface nasale, pulmonaire, utérine, stomacale, cutanée (1), génitale, etc. (asthme nasal, pulmonaire, utérin, stomacal, cutané, génital). La zone asthmogène peut être encore plus éten-

(1) L'excitation morbide ou physiologique des téguments (urticaire, froid, etc.) peut gagner le bulbe et provoquer l'asthme (Parrot).

due, ou tout au moins plus diffuse, et de ce fait, plus vague, par ignorance des points ou organes impressionnés (dans les toxhémies par exemple où l'altération hématique doit organiser la zone asthmogène au niveau d'organes ou de territoires encore peu précisés).

La minime importance de l'état morbide qui constitue quelquefois la zone asthmogène, a fait supposer *a priori*, qu'elle n'était en général pas suffisante pour provoquer à elle seule le réflexe asthmatique ; souvent même inaperçue, parce qu'inappréciable ou introuvable, la lésion provocatrice cachée, mais réelle et existante, a été niée et l'on a été amené à établir la classe des asthmes dits essentiels.

Mais l'entité morbide, dénommée asthme essentiel, est appelée à disparaître progressivement du cadre nosologique au fur et à mesure que l'observation plus approfondie des faits viendra progressivement éclairer la question (l'asthme pur ou essentiel des auteurs est d'ailleurs très rare, 1 sur 11 d'après Bouchard, 1 sur 21 d'après Boudant, 1 sur 30 d'après Lecorché, 1 sur 50 G. Sée).

Il n'y a pas d'asthme sans zone asthmogène,
sans une épine permanente ou passagère met-
tant en œuvre le réflexe asthmatique. Le tout
est de trouver cette zone, cette épine.

Or, dans beaucoup de cas, l'étiologie de
l'asthme, sa pathogénie se trouvent obscur-
cies par ce fait, que beaucoup d'affections
pulmonaires, cardiaques ou autres sont très
difficiles à déceler à leur période initiale et
échappent à nos moyens d'investigation. D'au-
trefois l'origine et l'évolution de la *lésion
asthmogène* se trouvent méconnues.

C'est ainsi que, par exemple, les états qualifiés d'asthme fébrile, surtout chez les enfants,
ne paraissent être que des formes de bronchite
aiguë, dont les poussées successives, avec dys-
pnée paroxystique, donnent brutalement naissance chez les prédisposés à une *zone asthmogène*, au niveau des bronches plus ou moins
rapidement altérées.

C'est ainsi que dans la rhinite spasmodique
(asthme des foins, asthme d'été), on peut saisir
la formation progressive de la zone asthmogène, au niveau de la muqueuse nasale qui

subit des altérations de plus en plus profondes, au fur et à mesure que les accès de rhinite se multiplient : au début de l'asthme des foins, la rhinite existe seule et peut même persister exclusivement sous la forme de catarrhe oculo-nasal printanier ou automnal, mais le plus souvent lorsque la prédisposition bulbaire et diathésique se trouve réalisée, la rhinite crée la *lésion asthmogène*, l'asthme s'établit, apparaît chaque année à époque déterminée (printemps, automne), ou bien éclate à époque indifférente, revêtant dès lors les allures de l'asthme vulgaire et, à l'étiologie près, se confondant avec lui à tous égards.

Si l'on tient compte, d'autre part, de l'importance|pathogénique de la dilatation stomacale, importance pathogénique bien mise en relief par les travaux de MM. Bouchard et Le Gendre, et, si l'on veut bien admettre l'opinion de G. Sée, plaidant la similitude de la bronchite chronique et de la bronchite asthmatique, et celle de M. Marfan, considérant que la plupart des bronchites chroniques, engendrant l'emphysème, sont des formes frustes de l'asthme, on pourra conclure que la dilatation stomacale, cause réflexe de la bronchite, qui, elle-même est très souvent une modalité de l'asthme, on pourra conclure que la dilatation stomacale est une cause asthmogène très fréquente, quoique peu signalée.

Si l'on retient aussi ces faits peu nombreux encore, mais bien relatés, de phénomènes prodromiques, qualifiés d'aura, paraissant émaner soit du pneumogastrique (troubles abdominaux, météorisme abdominal ou stomacal, sensation salivaire spéciale), soit du sympathique (sensation de faim, lourdeur, éréthisme général ou local, etc.), tous indices indubitables de zones asthmogènes dont il est encore difficile de définir l'état lésionnal ; si l'on n'oublie pas que beaucoup d'asthmes essentiels entrent dans la catégorie des asthmes par altération hématique, si, dis-je, on donne à tous ces faits leur signification plus que plausible, il sera loisible de remarquer qu'en demandant aux données cliniques, étiologiques ou pathogéniques, tout ce qu'elles peuvent nous livrer ou nous traduire, on verra le groupe de l'asthme pur se rétrécir singulièrement, on le verra même supprimé, le jour où nos moyens d'observation devenus plus parfaits, nous montreront que *l'asthme est toujours fonction d'une altération* (voire même altération hématique), créant une zone asthmogène sur le territoire pulmonaire (bronchite chronique, emphysème, épine tuberculeuse de Landouzy), cardiaque ou tout autre territoire de l'organisme possédant une innervation au niveau de laquelle peut se former une zone asthmogène.

Toutefois, la *nécessité* et la *réalité clinique* d'une *lésion provocatrice*, d'une zone asthmogène, ne prouvent pas qu'en cette lésion, en cette zone seule, réside l'essence de la maladie.

Cette lésion provocatrice est interchangeable, variable chez un même individu, elle n'est donc pas unique et toujours la même dans un cas donné, elle est très probablement une *manifestation concomitante de la diathèse* (Brissaud), cause intrinsèque de l'asthme. De plus, nombreux sont les gens affectés de polypes du nez, de coryza, de bronchite chronique, de troubles gastriques, cardiaques ou utérins et qui n'ont cependant pas de crises d'asthme.

L'opportunité morbide provient donc bien chez l'asthmatique de toute autre cause que de celle qui tombe sous les sens. En effet, toutes les causes étiologiques, énumérées ou à énumérer, se bornent à mettre en éveil la susceptibilité spéciale du centre réflexe respiratoire, susceptibilité créée très probablement, en dehors de toute altération microscopique, par l'état diathésique.

En matière d'asthme cet *état diathésique* peut se décomposer le plus souvent en deux éléments, arthritisme et nervosisme, dont l'association très fréquente forme le *neuro-arthritisme*.

Associées ou séparées, ces deux diathèses président généralement à la genèse de l'asthme. Cliniquement on s'aperçoit des liens étroits qui unissent l'asthme et le neuro-arthritisme, des analogies, des ressemblances qui leur donnent comme un aspect de famille ; on constate, par exemple, que l'asthme a des périodes de suppléances intermittentes, pendant lesquelles il est remplacé par une affection vicariante (eczéma, urticaire, poussées rhumatismales,

angine de poitrine), et que, par de telles alternances, la diathèse marque l'individu de son
sceau par trop visible et manifeste.

Dans un autre ordre d'idées, on remarque
que, si « l'arthritique et le névrosé sont des
organismes dans lesquels le système nerveux
est impuissant à défendre l'intégrité et l'équilibre mutuel des fonctions contre l'influence
perturbatrice des causes extérieures » (Aubel),
l'asthme n'est aussi qu'une déséquilibration
de la fonction respiratoire, produite par une
cause variable en intensité, mais en tout cas
toujours trop faible pour provoquer chez une
personne non prédisposée la crise respiratoire
asthmatique.

Cette aptitude à la crise, cette opportunité
asthmatique proviennent de la prédisposition
constitutionnelle, qui a établi une surexcitabilité spéciale du centre respiratoire, condition
sine qua non de la production du réflexe
asthmatique.

La diathèse en effet, vice originel protoplasmatique, crée sur tout individu qui en est
entaché et, très probablement par l'intermé-

diaire du système nerveux vaso-moteur, une diminution ou des modifications de la vitalité des tissus, causes de *modalités morbides* qui peuvent être uniques ou multiples.

Multiples, les manifestations auxquelles ces modalités morbides donnent naissance, peuvent alterner entre elles ou se remplacer (asthme succédant ou alternant avec migraine, hémorrhoïdes, etc.).

Uniques, les manifestations provenant d'une seule modalité morbide, sont elles-mêmes uniques.

Nous trouvons ainsi l'explication des asthmatiques à *mutations diathésiques* et des asthmatiques *fixes*.

Chez les premiers, la diathèse se manifeste de façon variée et l'on voit alterner entre elles, se succéder ou se superposer, l'asthme, la goutte, l'urticaire, la migraine, l'eczéma, les hémorrhoïdes, voire même l'hystérie, l'épilepsie et les vésanies.

Chez les seconds, l'asthme et sans alternance, sans mutation, il est la manifestation fixe et unique du *neuro-arthritisme* qui, au niveau du centre réflexe respiratoire a donné naissance à une altération dynamique ou lésionnale, se traduisant, s'extériorisant par cette ataxie fonctionnelle, caractéristique de l'asthme. Le neuro-arthritisme a eu pour effet de rendre possible, sous certaines influences, la déséquilibration de la fonction respiratoire qui, à l'état normal, se produit aussi d'une façon réflexe mais coordonnée.

Etant bien défini que l'asthme est une grande névrose bulbaire, le plus souvent d'origine neuro-arthritique, donnant lieu à une réflexo-ataxie et à une vaso-dilatation respiratoire symptomatique, toujours *sous la dépendance de zones asthmogènes, il sera tout indiqué, en thérapeutique, de considérer dans l'asthme neuro - arthritique, deux facteurs, l'un essentiel et fixe, cause intrinsèque de la névrose :* la tare diathésique neuro-arthritique, *l'autre variable et secondaire quoique constant :* la zone asthmogène.

L'on ne saurait, *a priori*, stipuler à laquelle des deux causes morbides, zone asthmogène ou diathèse, on doit primordialement s'attaquer.

Dans quelques cas, la suppression de la *zone asthmogène* (extraction de polypes, curetage utérin, amélioration stomacale, bronchique ou naso-pharyngienne), semble couper court à toute extériorisation de la diathèse.

Dans d'autres cas, en guérissant la zone asthmogène, on supprime l'asthme, mais, la diathèse toujours latente, se traduit par d'autres manifestations variées (diathèse à mutations).

Enfin, dans nombre de cas, la suppression de la zone asthmogène (surtout polypes du nez) ne supprime pas l'asthme, celui-ci trouvant une cause provocatrice dans une autre zone asthmogène, qui existait en même temps que la première, ou qui a pris naissance à la suite de sa suppression. Témoin ces cas typiques de malades qui, opérés de polypes, éprouvent une disparition momentanée des crises, ces dernières n'apparaissant qu'au bout d'un temps variable, à la suite d'une récidive de polypes, ou d'une bronchite aiguë devenue chronique (1).

Ces derniers cas montrent bien la persistance de l'altération diathésique et son rôle prépondérant dans l'asthme, ils mettent aussi en relief l'entité morbide de la maladie, son essence nosologique, reléguant au second plan la cause provocatrice nécessaire, mais variable comme localisation.

Pareille évidence apparaîtra, si l'on note que l'intensité des crises asthmatiques semble être en raison inverse de la gravité des lésions provocatrices, à telles enseignes que l'asthme essentiel (dans lequel la zone asthmogène paraît introuvable) offre les crises les plus typiques, les plus complètes, les plus pénibles; fait bien de nature à montrer que la zone asthmogène ne joue que le *rôle secondaire* dans la genèse de l'asthme, puisque difficile à percevoir objectivement ou subjectivement, et néanmoins exis-

---

(1) Le polype une fois enlevé, c'est la dilatation bronchique, c'est le catarrhe utérin qui provoquent de nouvelles crises. (Ruault).

tante, elle est capable malgré sa faible intensité de provoquer le réflexe asthmatique. .

Il faut donc que la surexcitabilité bulbaire soit exquise et que l'impression *diathésique*, produisant cette surexcitabilité, ait été profonde, pour transformer ainsi le dynamisme d'un centre normalement bien équilibré.

Ainsi se trouvera expliqué du même coup ce fait clinique bien connu, à savoir que la curabilité de l'asthme paraît être en raison inverse de la gravité lésionnale des zones asthmogènes, à ce point que dans l'asthme essentiel, les résultats thérapeutiques sont plus inconstants et nécessitent pour leur production beaucoup plus de fidélité et de persistance. Constatation qui ne présente rien de surprenant, car dans l'asthme essentiel, la tare constitutionnelle étant beaucoup plus intime, l'effort thérapeutique ne porte plus sur une lésion locale plus ou moins accessible à notre médication, mais sur la diathèse elle-même, et l'on sait combien lente, difficile et quelquefois infructueuse se trouve toute *médication diathésique*.

Il découle de l'observation de ces faits que la

médication idéale, serait celle qui agirait à la fois sur la diathèse et sur la lésion asthmogène.

Les insuccès de la thérapeutique médicamenteuse dans l'asthme montrent d'une façon évidente que cette thérapeutique médicamenteuse idéale est encore à trouver. Que si la médication iodurée donne des succès, il faut bien reconnaître que c'est encore à la médication thermale que recourent de préférence les médecins et les malades.

Les asthmatiques se départagent entre les eaux arsenicales, sulfureuses et alcalines.

Parmi les arsenicales (et aussi en tant qu'alcalines), les eaux du Mont-Dore se sont fait, à juste titre, une réputation sans cesse grandissante. Les asthmatiques, justiciables de cette station, sont nombreux (1), la cure du *neuro-*

---

(1) Ne devront être éloignés du Mont-Dore que les asthmatiques neuro-arthritiques à système cardio-vasculaire par trop *scléreux :* les complications cardiaques ne sont pas une contre-indication formelle, surtout si la lésion cardiaque est la conséquence de l'état asthmatique et emphysémateux.

arthritisme asthmatique étant l'apanage de ses eaux, et l'on sait combien, tous les jours deviennent plus nombreux ceux que le neuro-arthritisme marque héréditairement ou accidentellement de son empreinte.

Il est certain que la médecine actuelle demande de plus en plus aux moyens naturels, aérothérapie, hydrothérapie, cure thermale, la transformation des organismes chroniquement viciés par la longue accumulation des altérations produites dans la race sous l'influence de longs siècles de civilisation. En un mot, on tend de plus en plus à synthétiser la thérapeutique diathésique dans la formule admise presque unanimement par l'école moderne : *transformer le terrain.*

Cette orientation est de toute logique, car en analysant les causes qui, graduellement, mais sûrement, impriment à l'organisme la déchéance constitutionnelle, on voit intervenir comme facteur le plus puissant : la civilisation, et l'on peut poser en axiome que la dégénérescence constitutionnelle est en raison directe du degré de civilisation.

Les races les plus robustes, les mieux cons-
tituées ne peuvent résister aux effets détério-
rants de nos mœurs et de nos habitudes.

Dans les civilisations avancées, la tare
diathésique est imminente : si elle n'atteint
pas certaines individualités plus résistantes,
elle a toujours prise tôt ou tard sur la des-
cendance.

Toutefois l'on ne saurait, pour des motifs
d'hygiène, faire écueil aux conditions essen-
tielles de la vie sociale actuelle, qui ne peuvent se transformer aisément. Mais, le médecin, conscient de l'empreinte profonde subie
par l'organisme sous l'influence de l'ata-
visme, bien averti de l'infériorité indéniable
dans la lutte sociale conférée à l'individu par
l'écart de la vie naturelle, le médecin peut et
doit essayer, dans la mesure compatible avec les
exigences de la vie moderne, de modifier par
un retour momentané à la vie normale l'organisme déchu. Comme la durée de ce retour
momentané est précisément très limité, il est
nécessaire d'exagérer l'effet de ce mode de vie
transitoire par des moyens actifs, et c'est ainsi

·que les stations thermales, chacune d'après son mode d'action, reçoivent leurs indications.

Pour le Mont-Dore en particulier, dont l'indication asthmatique est classique, il est de toute évidence qu'il faut attribuer à la cure diathésique, à la cure du neuro-arthritisme asthmatique, une importance primordiale.

Une étude plus approfondie des diathèses, montre que la cure constitutionnelle, la cure diathésique doit jouer dans le traitement des maladies chroniques le rôle prépondérant.

La diathèse transforme le terrain, le rend par une viciation spéciale apte à contracter telle ou telle affection ; améliorer le terrain c'est, en dernier terme, modifier le diathèse, atténuer son action fâcheuse sur l'organisme, et l'indication première d'une thérapeutique logique sera de s'attaquer primitivement à l'état constitutionnel.

Le Mont-Dore remplira merveilleusement cette indication, car il n'agit pas seulement sur les manifestations respiratoires du neuro-arthritisme, mais aussi sur le nervosisme, sur l'arthritisme et sur le neuro-arthritisme en tant que diathèses.

Or, la diathèse provenant très probablement d'un vice originel protoplasmatique, il est facile de concevoir combien délicate sera toute médication à son égard. Supprimer à fond ce vice sera difficile, sinon impossible : une thérapeutique rationnelle devra se borner à modérer, à tempérer les manifestations diathésiques, en modifiant, plus ou moins, le vice fonctionnel de la cellule.

Les eaux thermales seront, en pareille occurrence, d'un précieux secours, et si l'on en croyait la vieille *théorie humorale*, si l'on considérait les manifestations morbides diathésiques (alternance fréquente de l'urticaire et de l'asthme, théorie de l'urticaire bronchique), comme le résultat des sécrétions anormales de la cellule altérée, on pourrait être amené à penser que la médication thermale produisant une sorte de *crise évacuatrice de ces sécrétions*, conjure les effets altérants de ces sécrétions sur l'organisme, et peut, par son action plus répétée, modifier plus ou moins favorablement le pro-

toplasma cellulaire, dévié dans son fonctionnement normal et biologique.

Il est incontestable que l'eau mont-dorienne
exerce une action toute spéciale sur l'activité
des échanges moléculaires et, grâce aux réactions qu'elle produit dans l'intimité des tissus,
elle doit agir puissamment sur les modalités
réactionnelles, qui constituent l'essence même
de la diathèse.

En tout cas, il apparaît nettement, chez beaucoup de malades, que la *diathèse est attaquée
par nos eaux*.

Ceux-là surtout bénéficient de cette cure
diathésique, qui sont longtemps fidèles à
la station. Mais, même chez les rigoristes de la
cure triennale ou même plus écourtée, on note
souvent des améliorations diathésiques ou
constitutionnelles, indépendantes des effets
respiratoires recherchés.

Et, si l'attention du médecin s'attache aux
malades non respiratoires qui, par distraction
ou curiosité boivent exclusivement de l'eau du
Mont-Dore, sans user ou en usant des autres
pratiques, il voit assez souvent des *neurasthé-*

niques se tonifier et se calmer, des *arthritiques* abandonner ou amender progressivement leurs manifestations morbides (douleurs rhumatismales, migraine, diabète, eczéma, etc.) et, dans l'observation quotidienne des malades respiratoires, il remarquera, très souvent, des améliorations constitutionnelles concomitantes de la cure respiratoire.

D'ailleurs, en s'en tenant au simple point de vue respiratoire, comment expliquer les effets remarquables de notre traitement dans des cas analogues à ceux que nous avons déjà cités : Un malade opéré d'un polype du nez, guéri d'une maladie d'estomac ou de toute autre affection provocatrice de crises asthmatiques, se trouve momentanément soulagé de toute crise ; mais chez lui, la diathèse toujours existante, a créé la *susceptibilité bulbaire*, qui n'attend qu'un prétexte, pour se traduire à nouveau ; le moindre coryza, la moindre bronchite ont suffi à établir une nouvelle zone asthmogène. L'amélioration ou la suppression absolue de l'asthme chez des individus aussi profondément entachés de *réactions asthmatiques*, ne prouvera-t-elle pas que la médication capable d'amener cette amélioration, cette suppression, est une médication et de la diathèse et de l'asthme.

La déduction nous paraît logique et s'applique manifestement à la médication mont-dorienne, qui peut citer nombre de faits à l'appui de semblables résultats.

Lorsque l'asthme offre des zones asthmogènes qui ne sauraient dépendre de la cure mont-dorienne (asthme utérin, gastrique, etc.), une amélioration ou une guérison, survenant à la suite de saisons au Mont-Dore, ne prouverait-elle pas aussi que la diathèse a été directement impressionnée par nos eaux ?

Ne pourrait-on voir également une preuve de *médication diathésique,* dans les cas où l'asthmatique doublé d'un bronchitique chronique, d'un emphysémateux (1), etc., laisse au Mont-Dore son asthme, sans y laisser son affection pulmonaire ou naso-pharyngienne, toutefois, plus ou moins amendée ; la cure thermale a agi plus rapidement sur l'altération diathésique bulbaire,

______

(1) Nous avons en vue le cas où cette seconde affection est la cause provocatrice de l'asthme.

cause intrinsèque de la névrose que sur la zone asthmogène ; la cure thermale a supprimé ou modifié l'altération dynamique du centre réflexe respiratoire, mais elle a laissé subsister et survivre la lésion provocatrice qui est, elle-même, une manifestation diathésique, et rétrocédera plus lentement à cause même de cette imprégnation locale diathésique plus accentuée.

De l'étude attentive de l'ensemble de ces faits, il ressort que le Mont-Dore, se réclamant de sa polyclinique, revendique à juste titre la *cure constitutionnelle*, la cure du nervosisme, de l'arthritisme et du neuro-arthritisme ; *mais cette cure constitutionnelle n'est vraiment spéciale, vraiment typique et intéressante que par son* action élective *sur les manifestations respiratoires et, pour l'objet qui nous intéresse, sur les manifestations asthmatiques du neuro-arthritisme.*

Le Mont-Dore présente, en effet, une spécialisation incontestée dans les maladies des voies respiratoires, et ce serait une erreur de penser que cette spécialisation résulte d'une *spécialisation par adaptation thérapeutique.*

S'il est irrécusable que les bains hyperthermaux et les salles d'aspiration sont une des ca-
ractéristiques de la médication montdorienne
et un adjuvant précieux autant qu'énergique du
traitement des maladies des voies respiratoires,
il serait inexact de prétendre que la station ne
doit sa spécialisation qu'à ces pratiques. L'his-
toire et la polyclinique mont-doriennes seraient
là pour protester.

Antérieurement à la création des *salles d'aspiration* par Michel Bertrand, le Mont-Dore s'était
spécialisé et sa réputation était florissante.

D'autre part, on ne saurait faire reposer la
spécialisation mont-dorienne sur les *demi-bains
hyperthermaux,* car, avant comme depuis la
création des salles d'aspiration, nombreux
étaient et sont les malades respiratoires et, en
particulier les asthmatiques, améliorés ou guéris
en dehors de la médication hyperthermale.

Certes, la très grande majorité de nos asthmatiques emploient les salles d'aspiration et les bains
hyperthermaux concurremment avec la boisson,
et la suppression de ces manœuvres amoin-
drirait puissamment nos moyens d'action, mais

ne les supprimerait pas ; *la véritable cause de la spécialisation du Mont-Dore réside dans la constitution intime de ses eaux*, sans qu'il soit possible de préciser quels sont les minéraux agissant dans ces eaux, fortement *siliceuses*, modérément *alcalines* et *arsenicales*.

Heureusement nous pouvons, en thérapeutique, nous passer de toutes les déductions *à priori*, l'essentiel est d'apprécier les faits cliniques, et une vérité se dégagera, à savoir que nos eaux se révèlent comme très efficaces dans le traitement des affections respiratoires, affections nasales, pharyngiennes, bronchiques ou pulmonaires, et que, si par elles-mêmes et en soi, elles présentent une *spécialisation respiratoire* très sûre, il n'est pas moins certain que la cure des affections respiratoires et en particulier de l'asthme, emprunte beaucoup de son efficacité, soit à la *médication locale* (aspiration, pulvérisation, douche nasale, pharyngienne, douche d'acide carbonique), soit à la *médication révulsive balnéaire* (demi-bains hyperthermaux d'une action si souvent remarquable, bains tempérés très délicats à administrer chez les asthmatiques, bains de pieds), soit à la *médication révulsive verbérante* (douche chaude descendante).

La prédominance de telles ou telles manœuvres, leur combinaison, leur durée, leur intensité, les doses de l'eau en boisson, trouvent leurs indications dans l'analyse clinique de l'asthmatique, aussi bien que dans l'examen des causes prépondérantes pathogéniques qui ont présidé à l'éclosion de l'asthme.

En tous cas, étant donné que les maladies respiratoires se trouvent le plus fréquemment dans l'étiologie de l'asthme ou sa pathogénie, comme jouant le rôle d'*affections provocatrices*, d'autre part, beaucoup d'altérations respiratoires étant la conséquence inévitable de la répétition des crises asthmatiques et des phénomènes de vasodilatation et d'emphysème aigu qui sont le cortège habituel de ces crises (cet état lésional pouvant par un cercle vicieux devenir lui-même une cause asthmogène ou tout au moins renforcer la cause provocatrice primitive), il suit, nécessairement, que le Mont-Dore réalise le traitement des légions asthmogènes les plus fréquentes, à savoir celles qui siègent sur les voies aériennes ; de là l'explication de l'efficacité de ses eaux dans l'asthme à lésions provocatrices respiratoires. « Les inhalations et parfois aussi les bains hyperthermaux associés à la note climatérique, sont vraiment, dit le professeur Landouzy, en parlant du Mont-Dore, une des meilleures médications que je sache chez l'asthmatique, pourvu que l'asthme soit fonction de réaction d'adultération des voies respiratoires ; pourvu qu'il s'agisse de neuro-arthritiques, qui, par des crises de leurs nerfs respiratoires, témoignent d'un état lésional apparent ou fruste, superficiel ou profond de l'arbre aérien. » Visiblement, le Mont-Dore agit le plus souvent à double titre sur le neuro-arthritisme asthmatique, et comme *médication diathésique*, et comme *médication asthmogénétique.*

Cette double action trouve quelque explication dans la physiologie hydrominérale et climatérique.

Décongestion, sédation, tels sont les deux phénomènes les plus appréciables et les plus nets que produisent les manœuvres employées dans notre station.

Décongestive en effet est l'inhalation qui porte au contact de la surface pulmonaire les vapeurs forcées contenant tous les principes minéralisateurs de l'eau, imprègne de ces vapeurs bienfaisantes les alvéoles, les replis alvéolaires, tout l'arbre bronchique en un mot. Cette atmosphère humide imbibe toute la surface respiratoire, produisant sur elle une action substitutive.

Or toute action substitutive se décompose en deux temps : 1° stimulation de la circulation au point impressionné ; 2° décongestion réflexe ou par continuité au point congestionné, voisin du point stimulé. Cette décongestion a pour effet secondaire de calmer l'irritation bronchique, de modifier l'élément nerveux et spasmodique de l'asthmatique : action *sédative* locale qu'il est facile d'expliquer comme découlant de l'action décongestive elle-même.

En effet, sur une congestion très douloureuse, congestion dentaire par exemple, produisez une action décongestionnante par un moyen quelconque, saignée, scarification, et vous calmez aussitôt l'élément douloureux, dû à la compression des filets nerveux par le sang.

Sur la surface bronchique il en est de même, et le sang qui comprimait les ramifications nerveuses venant à se retirer, ces ramifications ne sont plus excitées, l'irritabilité s'atténue, la toux se calme, en un mot la *sédation* se produit.

Il est vrai qu'en thérapeutique générale, les faits sont plus complexes et que, dans cette action *sédative*, il nous faut aussi tenir compte des fortes proportions d'acide carbonique absorbées dans les salles d'inhalation.

Mais l'acide carbonique n'agirait-il pas aussi comme *décongestionnant* et, par conséquent, comme sédatif?

Cette sédation locale, conséquence de la décongestion, est due non seulement aux inhalations, mais aussi aux pratiques révulsives de la médication mont-dorienne.

Les bains de siège hyperthermaux constituent un des usages les plus originaux et les plus typiques de cette médication. Pris à l'émergence même des griffons, dans des sources dont la température varie de 39° à 47°, ces demi-bains ont de 5 à 12 minutes de durée ; le patient éprouve en y entrant une chaleur vive au niveau des parties immergées, la rubéfaction est intense, le pouls fort et accéléré, une sudation assez forte ne tarde pas à se produire sur la partie du corps qui émerge, sudation que le malade est invité à entretenir et à continuer en se rendant immédiatement dans son lit, à moins qu'il n'aille chercher de nouveaux effets diaphorétiques dans les salles d'inhalation.

Il est d'usage d'envoyer tous les soirs le malade prendre un bain de pieds. Ce bain, légèrement dérivatif et, par conséquent *décongestionnant*, vient parachever l'ensemble décongestif des pratiques thermales que nous venons d'étudier.

Il est facile de s'imaginer que l'asthmatique soumis à ce traitement plus ou moins intensif, approprié à son état, à ses forces, à la note de sa diathèse, il est facile de s'imaginer que, *décongestionné* quotidiennement et progressivement par toutes ces pratiques, en même temps que *calmé* dans les manifestations spasmodiques et nerveuses de ses voies respiratoires, il ne tarde pas à éprouver une amélioration plus ou moins marquée, amélioration à laquelle viennent aider concurremment l'ingestion d'eau et la cure d'altitude.

L'eau du Mont-Dore justifie bien l'adage thermal : *Naturam aquarum effectus et curationes ostendunt.* Bicarbonatée mixte, arsenicale, ferrugineuse et siliceuse (la plus siliceuse des eaux françaises), l'eau du Mont-Dore est très faiblement minéralisée et nous offre un exemple frappant de résultats cliniques de beaucoup supérieurs à ce que sa teneur minérale nous permettait d'attendre.

Soit par son arsenic, soit plutôt par l'ensemble de ses sels qui forment un tout bien plus actif que ne saurait l'être la solution séparée de chacun d'eux, par sa minéralisation totale, dis-je, l'eau mont-dorienne stimule l'organisme en général, action stimulante qui est due à une suractivité des échanges organiques, manifestée au second septenaire par des décharges uratiques telles que les malades l'appellent « semaine des sables ».

Dès le début du traitement l'action de l'eau ingérée se caractérise par une augmentation de l'appétit, une exagération des sécrétions bronchiques, une urination plus abondante, sans toutefois véritable diurèse ; puis peu à peu apparaît le retour au fonctionnement normal des organes, la diminution de la toux, plus de facilité dans l'expectoration, plus d'aisance dans la respiration, tous effets qui, pour une certaine part, sont aussi sous la dépendance des trois autres termes de la médication (dérivation par les bains, inhalation, altitude), dont la boisson n'est que l'un des quatre termes.

Toutefois quelques cas bien observés de malades, buvant exclusivement de l'eau, permettent d'attribuer à l'eau ingérée une action stimulante et tonique, action inconnue dans sa genèse, mais qui n'en est pas moins réelle.

Quoi qu'il en soit, l'expérience clinique nous assure de l'action stimulante de l'eau, soit que cette eau agisse directement sur les cellules organiques, en activant leurs échanges moléculaires, leur nutrition et leur développement, soit qu'elle agisse primitivement sur les cellules nerveuses centrales qui, à leur tour, stimuleraient les phénomènes de vasomotion et de nutrition, cette action stimulante devenant régulatrice du système vaso-moteur, diminue ou supprime les stases veineuses. par l'accélération, par l'énergie augmentée du courant sanguin et produit ainsi la *décongestion*. La décongestion, nous l'avons vu, pouvant amener la *sédation* locale quand les filets nerveux terminaux comprimés par le sang viennent à être décomprimés ; nous pouvons conclure que l'eau montdorienne est à la fois stimulante, *décongestive* et *sédative*.

Le Mont-Dore étant essentiellement sédatif et décongestif, s'adresse donc d'une façon toute spéciale, en dehors de son action directement diathésique, aux manifestations symptomatiques du neuro-arthritisme.

Seul ou associé au nervosisme, l'arthritisme se traduit en effet dans la majorité des cas, par une forme réactionnelle congestive.

Par conséquent, si, d'une part l'attribut essentiel du nervosisme est l'éréthisme nerveux, si d'autre part, celui de l'arthritisme nous paraît être l'éréthisme vasculaire, la réaction *congestive,* rien ne sera plus naturel que de prévoir l'action toute spéciale que les eaux mont-

doriennes produiront sur le neuro-arthritisme
asthmatique, par la *sédation* et la *décongestion*
qui constituent le secret de leurs remarquables
propriétés.

Si l'on ajoute que, dans une cure thermale
telle que celle du Mont-Dore, il faut tenir compte
des conditions d'*altitude* dans lesquelles elle a
lieu, on s'expliquera que les influences agissantes,
cure thermale et altitude, s'entremêlent et s'u-
nissent, pour produire des résultats cliniques
difficiles à analyser du fait même de cette syner-
gie et de cette concomitance, mais en tous cas
précieux, autant que rares, sinon uniques en
thérapeutique hydro-minérale.

On sait en effet, que l'arthritisme est très
rare en pays de montagne et que le nervosisme (sauf celui d'importation) y est presque
inconnu.

Cela tient à ce qu'en climat de montagne, le
jeu plus régulier des actes vitaux maintient
plus aisément l'organisme et ses fonctions
dans la normale, ce qui implique (et la clinique confirme la déduction) que le climat

de montagne peut ramener à la normale les déviations fonctionnelles et organiques.

Il est en effet hors de doute qu'un séjour prolongé dans un pays d'altitude, variant (Jacquet) entre 1000 et 1300 mètres (ce qui est le cas du Mont-Dore), produit une augmentation durable de l'hématopoièse par la diminution de la pression barométrique (Jacquet, Süter), la sédation générale par l'abaissement de la température (id), l'augmentation des échanges moléculaires et la fixation plus importante de l'azote par la pureté, la sécheresse et l'ozonisation de l'air, enfin une activité plus grande et une amplitude plus marquée des mouvements respiratoires, provoquées par la raréfaction atmosphérique.

Tous ces facteurs combinés réalisent, d'ailleurs, une décongestion pulmonaire et générale énergique, en diminuant les stases et en activant les circulations capillaire, générale et pulmonaire ; comme corollaire de cette *décongestion* on voit survenir la *sédation* au niveau des lésions asthmogènes, par l'atténuation des phénomènes irritatifs et congestifs qui commandent à *l'éréthisme nerveux* et, par conséquent aux crises asthmatiques.

Tous effets dont le parallélisme et la concomitance avec ceux de la cure hydrominérale sont plus que flagrants.

Nous nous résumons :

CONCLUSIONS

1° L'asthme est une grande névrose bulbaire, le plus souvent d'origine neuro-arthritique, *donnant lieu à une réflexo-ataxie et à une vasodilatation symptomatique,* toujours *sous la dépendance de zones asthmogènes ;*

2° La diathèse neuro-arthritique (1), *en créant l'altération dynamique ou lésionale du centre réflexe respiratoire, domine, de ce fait, toute la pathogénie de l'asthme et, par conséquent toute sa thérapeutique ;*

(1) Beaucoup d'enfants lymphatiques deviennent progressivement neuro arthritiques (Le Gendre), de sorte que l'asthme infantile appartient à la même souche diathési que que celui de l'adulte et se réclame des mêmes indications thérapeuthiques.

3° *Le Mont-Dore manifeste dans la cure du neuro-arthritisme asthmatique, une action in- contestable et de vieille date, en tant que* médi- cation constitutionnelle ou diathésique ;

4° *S'il est indiqué de s'occuper dans certains cas du traitement spécial des lésions provoca- trices (extirpation de polypes, traitement stoma- cal ou utérin, etc.), il sera toujours utile d'assu- rer l'amélioration ou la guérison ainsi obtenue par une cure mont-dorienne, qui pourra conju- rer le retour de l'asthme encore* latent ;

5° *Le réflexe asthmatique étant généralement, sinon toujours, engendré par une lésion provo- catrice dont le* siège de prédilection est au niveau des voies respiratoires, *ces mêmes voies respira- toires ne tardant pas à se grever, chez l'asthma- tique, de* lésions secondaires *qui peuvent entre- tenir ou renforcer la cause provocatrice primi- tive (rhino-pharyngites, bronchites chroniques, emphysème, etc.), l'indication du Mont-Dore, comme cure de ces lésions, comme cure asth- mogénétique, ressortira nettement et le plus* souvent, de par l'action bien connue de son traitement dans les maladies de l'arbre aérien ;

6° Grâce à la précieuse concordance de ces effets antidiathésiques et asthmogénétiques, la polyclinique mont-dorienne est constante à montrer les résultats palliatifs et le plus souvent curatifs, dus aux influences synergiques de la cure thermale et du climat d'altitude dans le traitement du neuro-arthritisme asthmatique.

Clermont-Fd. — Imp. G. Mont-Louis.